5

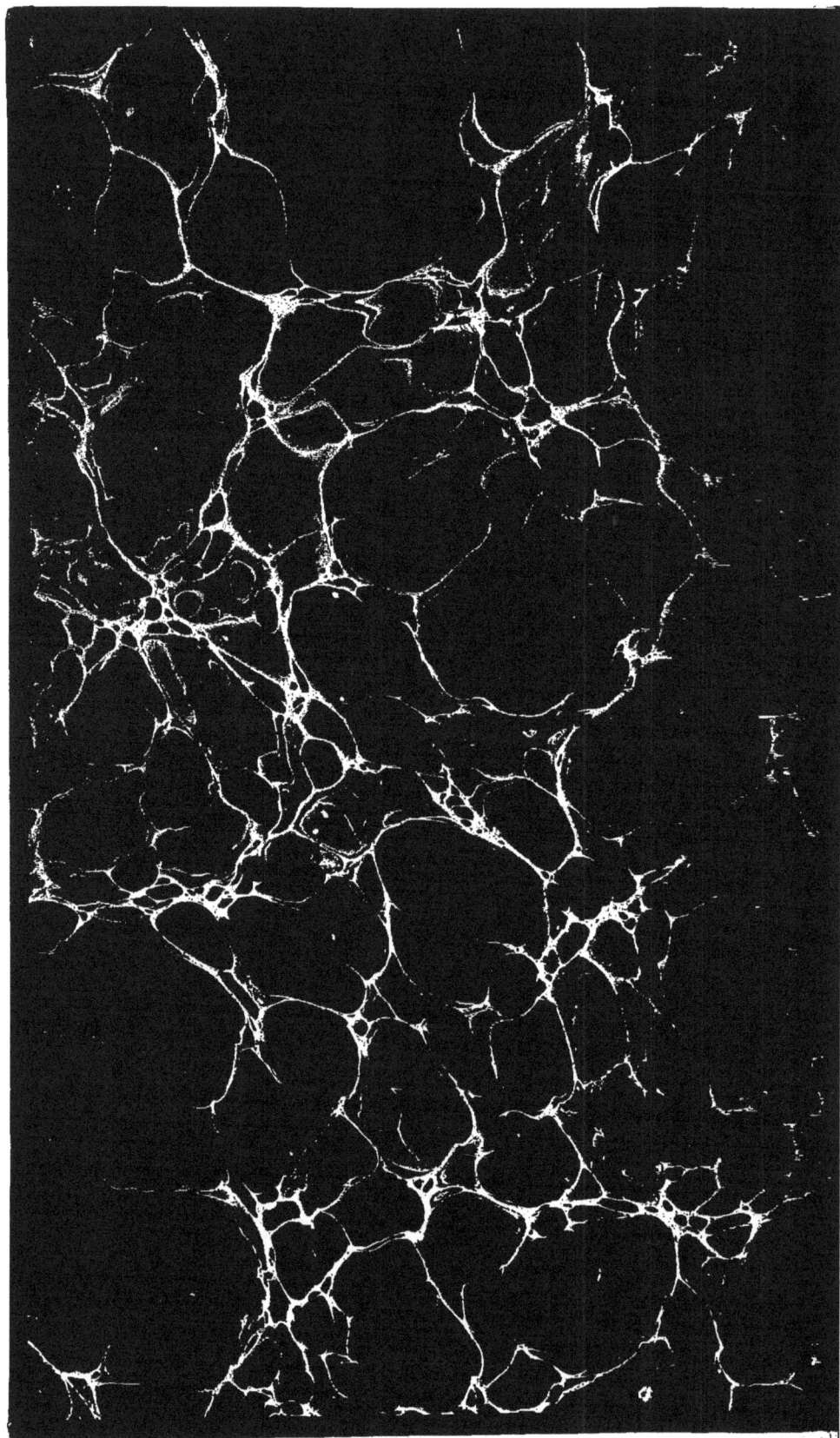

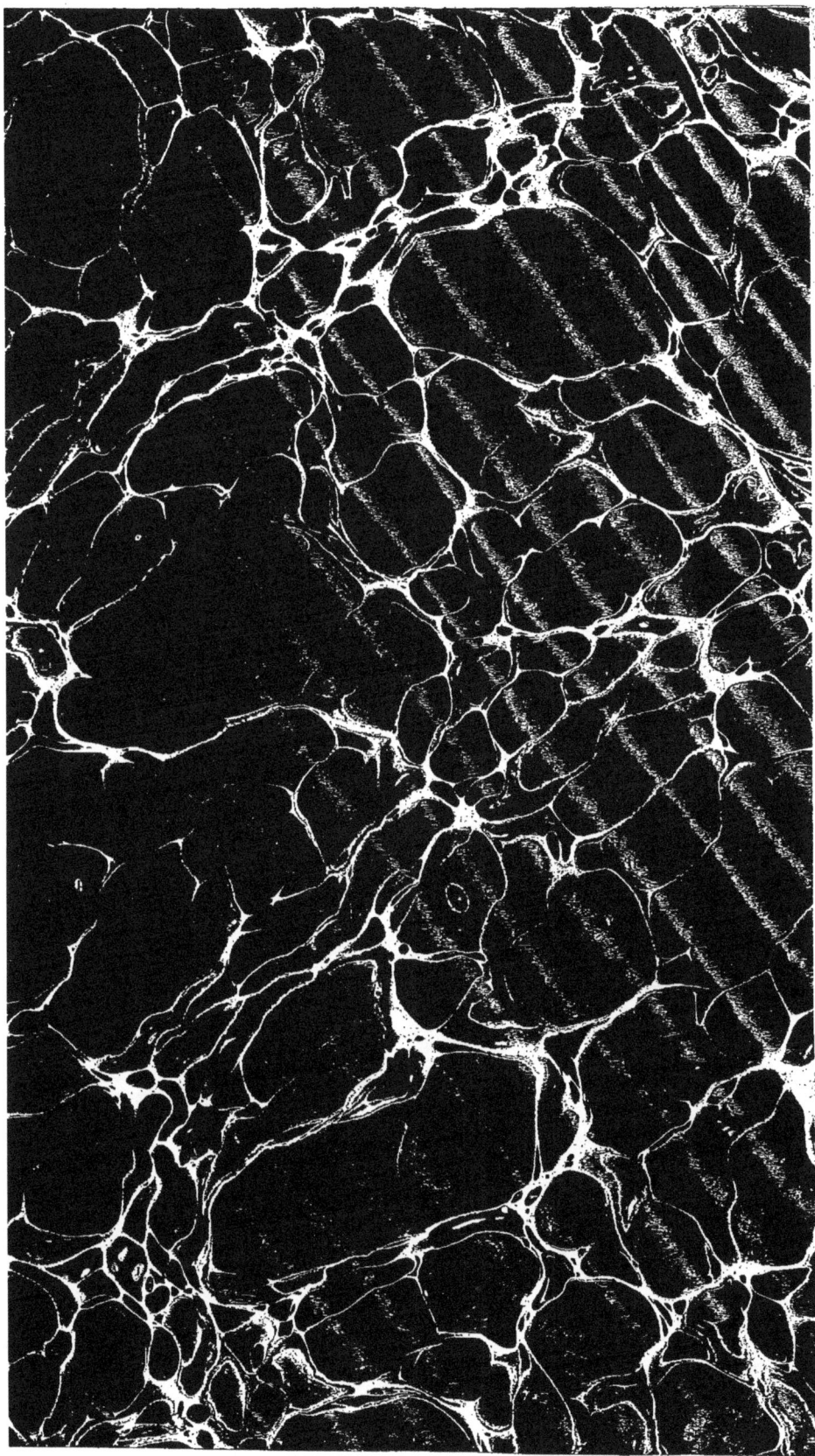

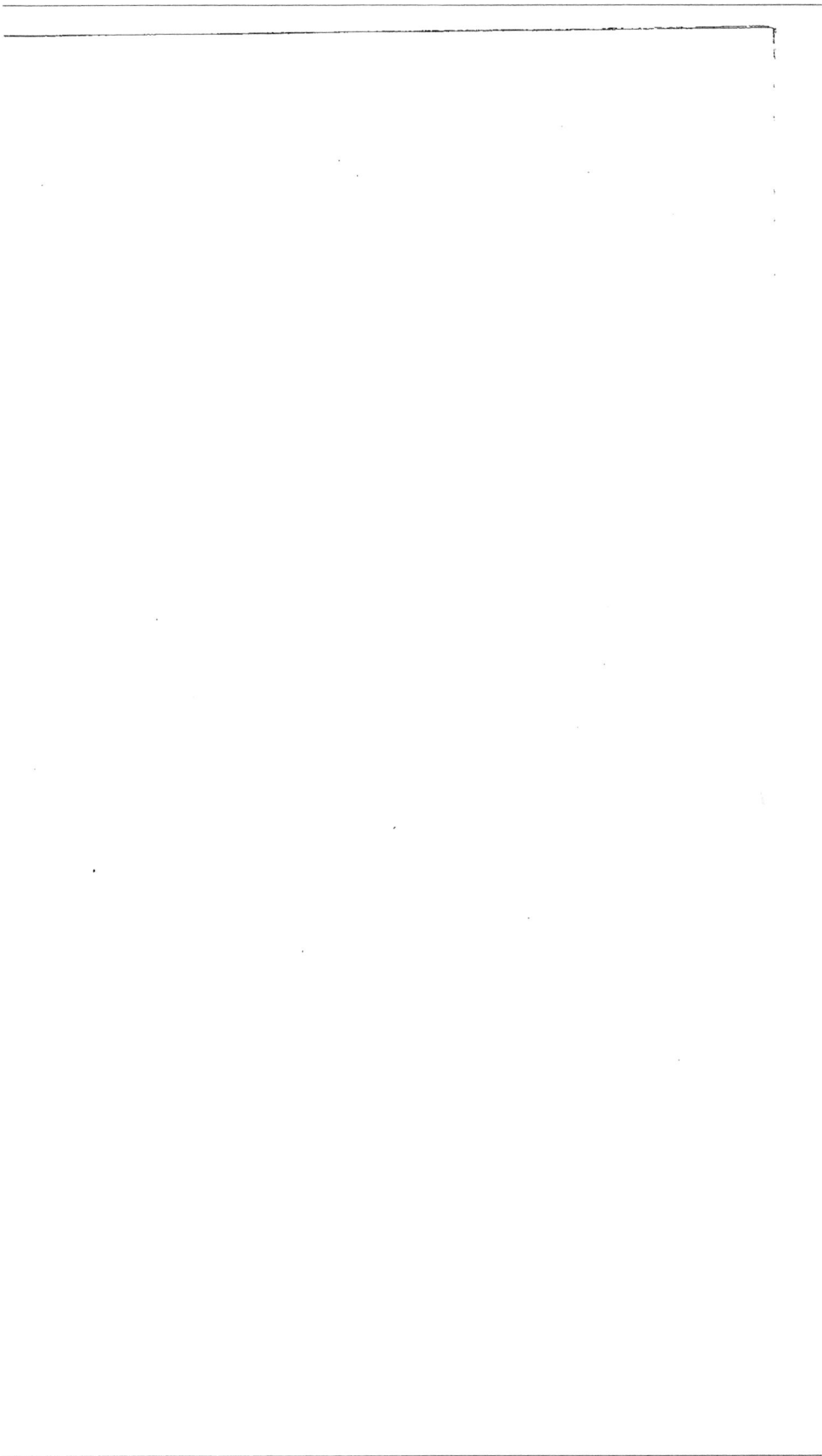

T.5 68.

DISCOURS

SUR

LE GÉNIE D'HIPPOCRATE,

PAR P. J. BARTHEZ,

Professeur Honoraire de l'École de Médecine de
Montpellier, et ci-devant Chancelier de l'Uni-
versité de Médecine de Montpellier ; Associé de
l'Institut National de France , et ci - devant
Associé libre de l'Académie des Sciences de Paris,
et de l'Académie des Inscriptions et Belles-Lettres;
Membre des Académies des Sciences de Berlin et
de Stockholm; des Sociétés des Sciences Physiques de Lausanne et de Gottingue; de l'Académie
de Médecine de Madrid; des Sociétés Médicale
de Paris et de Médecine de Bordeaux; des Sociétés Philomatique de Paris et des Sciences de
Montpellier.

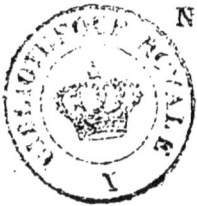

NOUVELLE ÉDITION.

À MONTPELLIER,

Chez Auguste SEGUIN, Libraire,
Place Neuve.

1816.

CITOYENS,

LA solennité que nous donnons à ce jour a pour objet l'espèce d'inauguration par laquelle nous voulons consacrer le don que le Gouvernement fait à notre École, d'une Tête antique d'Hippocrate, qui a été le premier et le plus grand des Médecins (1).

Nous lui devons aujourd'hui ce monument, l'un de ceux que l'Antiquité reconnaissante a élevés à la gloire d'Hippocrate. Il semble nous être donné pour nous rappeler assidûment, qu'Hippocrate a été le Fondateur de la vraie Science de la médecine, et que ce n'est qu'en y adoptant sa manière générale de voir, qu'on peut ajouter aux progrès de cette Science, si intéressante par son objet et si belle par elle-même.

Hippocrate a vu que la Science de la Médecine doit être immédiatement fondée sur les rapports et les combinaisons des faits, qui ont été bien observés dans les maladies et dans leurs traitemens.

La collection seule de tous les faits qui sont les bases d'un genre particulier de connaissances, ne peut présenter qu'une matière brute et informe, dont le Génie doit faire sortir la Science à laquelle ces faits appartiennent. C'est dans ce sens qu'on peut dire avec Théophile, qu'Hippocrate a été le Prométhée de la Médecine.

Hippocrate a porté au plus haut point cette sagacité, qui peut lier des faits dont l'ensemble est d'une immense étendue, par des rapprochemens à la fois simples et vastes, les seuls qui puissent former des Principes de la Science.

Il est douteux s'il a jamais existé un autre homme dont la tête fût aussi bien organisée que celle d'Hippocrate pour donner des bases solides à la Médecine. Mais il paraît certain que tous les autres Médecins célèbres *ressemblent* si peu à Hippocrate, qu'aucun d'eux ne peut être nommé le second dans la même carrière.

Homère a eu un second dans Virgile. Mais Hippocrate n'a point eu de second : car Galien n'a été que son Commentateur par rapport aux dogmes essentiels de la Science Médicale; qu'il a dépravée et surchargée par ses systèmes, quoiqu'il lui ait été d'ailleurs utile par un grand nombre d'observations particulières.

Hippocrate est le véritable Auteur de la

Science de la Médecine ; dont il a fait connaître
et établi solidement un très-grand nombre de
dogmes fondamentaux ; tandis qu'avant lui on
n'avait sur les moyens de guérir les maladies,
que des notions populaires et extrêmement
bornées.

Il a donc eu droit à tous les honneurs qu'on
a pu décerner à ceux qui ont bien mérité des
hommes, en inventant les Arts qui sont utiles
au soutien de la vie (2).

L'objet de ce Discours n'est pas seulement
de rendre de nouveaux honneurs à la mémoire
d'Hippocrate. Qu'importe à ceux qui ne sont
plus, l'éclat de leur renommée ? Les louanges
qu'on leur donne ne pourraient que frapper l'air
d'un vain bruit, si elles ne présentaient en
même temps des leçons que leurs exemples ont
données à la Postérité.

Dans ce Discours, dont le sujet est le Génie
d'Hippocrate ; je m'attacherai à exposer et à
développer des considérations principales sur
les moyens par lesquels Hippocrate a créé la
Science de la Médecine, et sur les caractères
essentiels qu'a eu cette création.

Hippocrate a fait voir comment doivent être
recueillies et rédigées les observations concernant l'histoire des maladies, et les effets des
remèdes. Il n'a jamais appuyé des opinions vaines,
en tirant de ces observations des conséquences
éloignées.

Ayant rejeté les divisions des espèces de chaque genre de maladie, que les Médecins de Cnide avaient mal vues et multipliées à l'excès ; il a reconnu que les divisions principales de ces espèces doivent être relatives aux différences de leur nature intime ou essentielle, d'où doivent résulter les différences de leurs traitemens.

Il a été le premier Auteur connu des *Méthodes*, suivant lesquelles on doit employer les remèdes dont l'action a été déterminée autant qu'il est possible.

Il a souvent donné trop d'extension à ces Méthodes : et dans le traitement des maladies aiguës, il s'est trop borné aux Méthodes Naturelles, ou qui se rapportent uniquement à la Puissance Médicatrice de la Nature. Mais de semblables erreurs sont le tribut que les Inventeurs dans les Sciences payent à la faiblesse de l'esprit humain.

Il a vu parfaitement en quoi consiste la certitude des dogmes de la Science de la Médecine ; qui étant fondés sur des observations exactes et bien combinées, doivent être regardés comme constans, quoique de nouvelles observations puissent y ajouter et les modifier. Il a reconnu aussi quel est le degré de certitude des applications de ces dogmes ; qui sont d'autant plus assurées, que le Médecin a plus de connaissances réelles dans son Art.

Hippocrate a séparé la Science de la Médecine , des Sciences Philosophiques proprement
dites , dans lesquelles il a porté cependant les
vues les plus lumineuses.

Mais ce qui a placé Hippocrate au premier
rang des Hommes de génie , c'est d'avoir créé
la Science de la Médecine-Pratique , qui est
égale en dignité à toute autre Science.

Son Génie semblait recevoir encore un plus
haut degré d'élévation par celle.de son Ame.

Il n'estimait la Gloire et la Fortune, qu'à
proportion de ce qu'elles le mettaient à portée
de faire plus de bien. Il pratiquait et recommandait à ses disciples , les devoirs qu'imposent les vertus de tout genre; et il possédait
cette vertu supérieure d'un homme qui ne se
laisse jamais détourner de la route qu'il a dû
se tracer , par aucun motif d'acquérir ou de
conserver la faveur de la multitude.

Telles ont été les hautes perfections d'Hippocrate, que je présenterai successivement avec
toute l'étendue nécessaire ; non pour qu'elles
soient les objets d'une admiration stérile ; mais
pour que nous les proposions à notre constante
imitation , autant qu'il nous sera possible d'en
approcher.

Je vais considérer d'abord la manière dont
Hippocrate a recueilli et rédigé les observations
Médicinales , et dont il a formé leurs résultats
généraux.

Hippocrate ne pouvait fonder les principes essentiels de sa doctrine, que sur des collections immenses d'observations concernant les maladies et leurs remèdes.

Il avait dû recevoir des Médecins ses Aïeux, un grand nombre de ces observations; et il en recueillit sans doute beaucoup d'autres, des Inscriptions gravées sur des Tables votives suspendues dans les Temples d'Esculape à Cos et à Cnide. Il dut aussi puiser de semblables instructions dans les Écoles et les Livres de Médecine qui existaient de son temps (3).

Dans une Science de faits comme est la Médecine-Pratique, l'érudition solide ne saurait être trop étendue. Le mépris de l'érudition est une affectation ridicule, que la paresse et la vanité ont rendue commune en France; surtout dans les derniers temps, où l'on a cru pouvoir autoriser ce mépris, en le couvrant du vain prétexte de la liberté de philosopher.

L'activité de l'esprit humain ne peut jamais être plus librement et plus puissamment exercée, que lorsqu'après avoir bien digéré les faits qu'il a rassemblés, il travaille à en faire sortir des idées-mères, qui deviennent des germes de nouvelles connaissances.

On doit craindre sans doute (comme l'a dit Bacon) d'étouffer le feu de l'esprit, lorsqu'on le charge d'idées hétérogènes, dont l'entassement confus est disproportionné à ses forces. Mais plus la flamme de l'esprit est agissante, plus elle a besoin d'un aliment vaste et bien distribué.

Hippocrate nous a transmis beaucoup d'observations qui lui étaient propres ; et dans lesquelles il a décrit avec le plus grand soin, les tempéramens, les habitudes, et jusqu'aux formes du corps de ses malades.

Ces observations qu'il a choisies pour les publier, excellent (comme Galien l'a remarqué (4)) pour faire connaître plus parfaitement les dogmes auxquels elles se rapportent. Elles ont des degrés de généralité qui les rapprochent des principes de la Science ; et elles donnent une facilité singulière pour bien voir des cas analogues qui se présentent dans l'exercice de l'Art (5).

Hippocrate s'est attaché particulièrement à observer les temps et les modes des mouvemens salutaires que la Nature affecte dans les maladies. Tous les siècles qui se sont écoulés depuis, n'ont ajouté que très-peu à ce qu'il a enseigné sur les jours critiques, sur la crudité et la coction des humeurs, et sur les différentes voies d'excrétion auxquelles la Nature se porte de préférence dans les divers cas de fièvres aiguës.

On voit que ces mouvemens de la Nature

ont dû être l'objet principal des études d'Hippocrate. Car à la naissance de l'Art de guérir, les Méthodes du traitement des maladies aiguës ne pouvaient presque avoir d'autre objet, que d'aider et d'achever les opérations salutaires de la Nature. Même dans la suite, lorsqu'on a formé d'autres Méthodes de traitement; les premières ont été sans doute Imitatives ; ou tendantes à imprimer à la Nature du malade, des mouvemens analogues à ceux par lesquels la Nature Humaine terminait le plus heureusement des maladies semblables.

C'est d'après des recherches faites de même avec de grands travaux et une grande intelligence, qu'Hippocrate a formé les assertions générales contenues dans ses Aphorismes.

Le recueil de ses Aphorismes (si l'on en sépare ceux dont la supposition est manifeste) est un des meilleurs Ouvrages qui nous restent des Anciens. Il a été toujours admiré; et l'on est allé jusqu'à penser (comme l'a dit Suidas) que cette production semble avoir surpassé les forces de l'Esprit Humain.

Les Aphorismes d'Hippocrate, et les Traités qu'il a donnés sur le Pronostic dans les maladies aiguës, renferment les bases de cette partie de la Science Médicinale. Ces bases ont resté toujours immuables, depuis qu'il les a fixées; et elles subsisteront les mêmes dans tous les temps (6).

Il a établi le premier les combinaisons principales des signes, qui ont la valeur la plus constante pour faire présager la vie ou la mort des malades; et cependant il a eu la sagesse d'avertir que les règles qu'il a données sur le Pronostic ne sont point d'une certitude absolue; et qu'elles servent seulement à former des conjectures bien fondées.

En effet ces Règles ne peuvent être des formules, dont il suffise de faire l'application aux maladies dont on veut connaître l'évènement heureux ou funeste. Elles sont utiles pour éclairer et diriger le talent de conjecturer, qui est toujours nécessaire; et que la Nature, et l'habitude de voir beaucoup de malades, donnent même à des hommes étrangers à l'exercice de la Médecine.

Mais ces prédictions doivent être le plus souvent faites avec une grande réserve. Car on ne peut douter que le flambeau de la vie n'ait été prêt à s'éteindre, dans plusieurs cas où il a été rallumé, soit par des efforts imprévus de la Nature, soit plus souvent par les ressources de l'Art, qui donnent encore de l'espoir (quoique non pas toujours, comme l'a dit Baglivi) lorsque le corps n'est plus animé que d'un souffle de vie.

Dans le Premier et le Troisième Livre des Épidémiques d'Hippocrate, on trouve (ainsi que Cope l'a fait voir) des preuves de fait de ses Règles de Pronostic.

C'est peut-être pour mieux remplir cette vue d'instruction , qu'Hippocrate a rassemblé le grand nombre d'histoires de maladies mortelles que ces Livres renferment. Cette supposition, étant admise, détruirait entièrement le reproche, d'ailleurs injuste , qu'Asclépiade faisait à cette occasion à Hippocrate; que sa Médecine était une *méditation sur la mort.*

Sans doute Hippocrate , lorsqu'il ne connaissait d'autres moyens assurés pour combattre les fièvres aiguës , que l'administration du régime, et les remèdes les plus simples; d'après ce précepte si sage qu'il a donné , que le premier devoir du Médecin est de ne pas nuire; était réduit à observer les terminaisons naturelles de ces fièvres. Et pourquoi n'eut-il pas alors médité sur les voies de la Mort; qui, au physique comme au moral , peut donner tant de leçons salutaires pour la Vie?

Hippocrate est supérieur à un grand nombre de Médecins modernes les plus célèbres, par son attention constante à ne rien ajouter aux résultats directs des observations.

On en voit un exemple très-remarquable dans ce qu'il a dit (7) sur les rapports qu'ont divers genres de maladies épidémiques et autres , avec les différentes intempéries de l'air , soit dans la saison où ces maladies se montrent, soit dans des saisons immédiatement précédentes.

Hippocrate a observé en même temps que l'influence des saisons pour faire naître des maladies de divers genres ; celle qu'ont aussi pour déterminer ces maladies, les expositions des lieux ; ainsi que le genre de vie, et les dispositions des hommes qui les habitent.

Ayant aussi bien connu ces causes générales, dont les diverses combinaisons peuvent produire sans doute des maladies épidémiques ; il n'a pu croire que ces maladies doivent avoir *uniquement* dans leur formation, une correspondance *nécessaire* avec telles ou telles intempéries des saisons.

C'est vainement qu'on s'engage à expliquer les aberrations de cette correspondance, en combinant toutes les diverses intempéries de l'air qui ont eu lieu dans les saisons de l'année présente, et dans celles de plusieurs années antérieures (8). Sans doute on a par ce moyen d'autant plus de facilité pour ces explications; mais elles sont toujours arbitraires et versatiles.

Sydenham a reconnu, ainsi qu'un très-grand nombre d'autres Observateurs, qu'il arrive souvent que les fièvres épidémiques n'ont point de liaison manifeste avec les intempéries des saisons, actuelles, ou antérieures. Il a pensé que ces maladies épidémiques sont causées par une corruption de l'Atmosphère, qui est produite, ou par des influences des Corps Célestes, ou plutôt par des vapeurs qui s'élèvent du sein de la Terre, lorsqu'elle souffre quelque altération qui nous est inconnue.

De quelle utilité peuvent être ces hypothèses vaines et vagues, qui vont chercher les causes des épidémies dans des mouvemens intestins que recèlent les entrailles de la Terre, ou bien dans des rapports de situation qu'ont entr'eux les Corps qui se meuvent dans l'immensité des Cieux?

Ces conjectures, que Short a bien réfutées, ont contribué sans doute à persuader à Sydenham, qu'il existe des fièvres *stationnaires*, qui ne dépendent point des variations sensibles de l'Atmosphère; qui règnent pendant plusieurs années de suite; et qui s'assujettissent la plupart des autres maladies, surtout fébriles, produites dans le même espace de temps; de manière qu'elles impriment à celles - ci leur caractère essentiel, et la nécessité d'un semblable traitement pour leur guérison (9).

Le caractère principal que Sydenham, et Stoll d'après lui, donnent à cette fièvre *stationnaire*, est qu'étant prédominante, elle régit et s'assimile d'autres maladies subalternes, fébriles ou non, qui sont produites en même temps que cette fièvre.

Si l'on concevait cette puissance de la fièvre stationnaire dans le sens que présentent les expressions de ces Médecins, ce ne serait plus qu'une fiction Métaphysique absolument invraisemblable. Car alors on devrait supposer que la fièvre stationnaire, et les maladies qu'elle soumet à son empire, sont des êtres qui subsistent par eux-mêmes, et dont l'un peut agir sur l'autre, quoiqu'ils existent séparément.

Ainsi cette puissance dominatrice qu'on attribue à ces fièvres dites *stationnaires*, serait une de ces chimères que l'imagination peut enfanter dans l'obscurité des idées, et qui se dissipent aux premières clartés d'un raisonnement sévère.

Les faits bien vus ne donnent aucune preuve directe de l'existence de ces fièvres stationnaires. Mais en nous conformant à la marche constante d'Hippocrate, nous ne devons dire que ce que disent les faits et leurs analogies nécessaires.

Ils nous donnent lieu de croire, que ces maladies populaires (qu'on peut désigner plus particulièrement par le nom d'*épidémiques*) qui frappent pareillement des hommes dont le régime et le tempérament sont très-différens, et qui s'étendent dans diverses contrées avec une progression *successive*, sont produites par une corruption spéciale de l'air, dont les miasmes délétères (qui peuvent quelquefois être manifestement émanés de la surface de la terre) agissent sur les hommes d'une manière qui nous est inconnue.

Mais quant aux maladies populaires, que les observateurs appellent communément *épidémiques*; les faits nous indiquent ce principe extrêmement simple : que lorsqu'il existe dans un lieu une fièvre (par exemple dysentérique, pétéchiale ou autre) qui pendant une saison ou une année, domine relativement à sa fréquence et à son intensité, sur les fièvres d'autres genres qui y existent dans le même temps ; cette fièvre dominante, et ces fièvres moins communes reçoivent des formes semblables (périodique, inflammatoire, humorale) par les effets combinés des diverses saisons qui se succèdent, et des autres causes générales. D'après cette ressemblance que leurs formes prennent alors, on voit que les traitemens de toutes ces différentes maladies doivent avoir entr'eux une grande analogie (10).

Telle est la conclusion qu'on doit tirer de la Doctrine d'Hippocrate réduite à ses plus simples termes. Cette Doctrine a été bien suivie par Baillou, qui paraît être le plus grand des Médecins modernes, et supérieur même à Sydenham ; malgré tous les éloges exclusifs qu'ont fait donner à celui-ci le zèle patriotique des Anglais, les suffrages de quelques Médecins

célèbres, et la routine d'adulation de tous les
autres (11).

Hippocrate a vu que les Médecins de Cnide
avaient trop multiplié les espèces de chaque
genre de maladies (12). Il a connu ce principe fondamental : qu'il faut distinguer surtout
les diverses espèces d'un même genre de maladie,
suivant qu'il est indiqué par les différences
qu'on doit mettre dans les moyens de traiter
cette maladie (13).

Pour bien développer cette Doctrine d'Hippocrate, on doit considérer que dans un genre
quelconque de maladie, que constitue un ensemble de symptômes qui est souvent formé
par la Nature ; on peut distinguer les espèces
de deux manières différentes, suivant qu'on les
sépare par les différences des sièges et des
causes sensibles de cette maladie, ou bien
par les différences dans sa nature intime et
essentielle.

Quelque utiles que puissent être la connaissance des causes sensibles qui ont produit
une maladie d'un genre donné, et celle des
signes qui déterminent avec plus de précision
le siège qu'elle peut occuper ; le plus souvent
on ne connaît par ces moyens, que ce qui est
pour ainsi dire extérieur à la maladie ; et lorsqu'on s'arrête à le considérer, il devient une
espèce de voile qui s'oppose à ce qui doit être

l'objet principal, à la révélation de la forme essentielle de cette maladie.

Il est facile de marquer un grand nombre d'espèces d'un genre donné de maladies, lorsqu'on le distingue sous les rapports de leurs sièges probables, et de leurs causes manifestes. Telle est sans doute la raison qui a fait multiplier à l'excès les espèces de cette sorte, dans les Ouvrages des Nosologistes modernes.

Mais les espèces qu'il faut principalement s'attacher à distinguer dans chaque genre de maladies, parce qu'elles exigent des traitemens différens, se rapportent à des différences qui modifient essentiellement la nature de ce genre. Ces différences sont déterminées par le caractère des affections élémentaires qui composent ce genre de maladie, et par le rapport de dominance entre ces affections (14).

Après avoir montré avec combien d'habileté et de sagesse, Hippocrate a combiné les observations qui devaient servir de bases à la Science Historique des maladies; je passe à l'exposition de la manière dont il a conçu et inventé les diverses Méthodes de leurs Traitemens.

Galien dit (15) qu'Hippocrate a prouvé dans tous ses Livres, combien il était supérieur à ceux qui l'avaient précédé, par rapport à l'*invention* des vertus des remèdes.

La théorie de l'action de chaque médicament

doit être formée d'après des observations, qui
font connaître comment sa vertu générique,
qu'un essai heureux a pu faire découvrir, est
modifiée ou altérée par les diverses conditions
de la nature et des temps des maladies où on
l'applique, et par celles de l'âge et du tempérament des malades.

Ce sont les règles générales que l'on tire de
ces observations bien faites, qui donnent à l'Art
un droit d'*invention* sur chaque remède que
l'on doit au hasard.

Ainsi le hasard a manifesté la vertu cal-
mante de l'opium ; mais cette première décou-
verte que nous lui devons a été suivie d'un
nombre immense d'autres découvertes qui sont
dues à l'Art seul (et dont Tralles n'a donné
qu'un dénombrement très-imparfait) ; sur les
effets salutaires ou nuisibles que ce puissant
remède produit dans différentes maladies, suivant qu'il y est administré. Le don du Hasard
est l'ouvrage d'un moment ; les bienfaits de
l'Art se multiplient sans cesse dans un temps
qui n'a point de bornes.

Lorsqu'on a déterminé, autant qu'il est
possible, les vertus particulières et relatives
de chaque remède ; on voit comment il doit
être placé et administré dans l'ordre de telle
Méthode de traitement qui convient à telle
espèce essentielle d'un genre donné de maladie.

Galien dit (16) qu'Hippocrate a été le premier Auteur connu des *Méthodes* dans la Médecine, et qu'aucun autre que lui n'a même tenté de traiter les maladies avec *Méthode*.

On reconnaît la vérité de cette assertion de Galien, lorsqu'on voit que les conseils qu'a donnés Hippocrate dans les divers cas des maladies dont les fluxions sont des élémens essentiels, tenaient nécessairement à des principes généraux qu'il s'était faits sur les Méthodes du traitement des fluxions (17).

C'est d'après les principes de ces Méthodes, qu'Hippocrate a donné de fort bons préceptes sur le traitement général des plaies récentes et des ulcères invétérés, ainsi que sur la cure des plaies de tête et des fractures, et sur l'application du cautère actuel dans un grand nombre de maladies chroniques.

De semblables rapports qu'ont les traitemens des maladies externes et internes, démontrent la nécessité d'une liaison intime entre la Médecine et la Chirurgie ; liaison qui existait dans le siècle d'Hippocrate, et dont le renouvellement actuel nous donne lieu d'espérer de grands avantages.

Hippocrate a certainement rapporté à des lois fixes de sa Méthode, le choix des saignées et des autres évacuations de sang, dérivatives ou révulsives, qui est indiqué dans les divers états des fluxions.

Cependant il n'est pas toujours remonté dans la pratique à ces lois fondamentales : et il a suivi trop loin ses principes sur les Méthodes du traitement des maladies dépendantes de fluxions (18).

Il a été induit en erreur, en étendant trop l'usage de l'*analogie*, de cet instrument qu'il a employé le plus souvent avec tant d'habileté et de succès.

Tel est le sort des Inventeurs dans tous les genres de Sciences, qu'ils ne peuvent guère échapper à des erreurs, ou nombreuses ou graves, dans les applications trop étendues qu'ils font le plus souvent des principes qu'ils ont découverts.

Hippocrate se bornait presque entièrement, surtout dans les Maladies aiguës, qu'il traitait par le régime et des remèdes généraux, à ces Méthodes de traitement, dont l'objet est de préparer, de faciliter et de compléter les mouvemens salutaires de la Nature.

Tous les Médecins qui ont suivi la doctrine d'Hippocrate, ont poussé trop loin les idées qu'ils lui ont prêté sur la Puissance Médicatrice de la Nature. Il importe sans doute de fixer le vrai sens, et les limites nécessaires que doit avoir ce Principe.

Il est certain que ce doit être par les opérations même de la Nature, que les maladies sont guéries, puisque la Nature du corps vivant doit produire tous les mouvemens qui constituent, et la maladie, et le retour à la santé.

Des maladies simples et peu graves, étant laissées à elles-mêmes, peuvent se guérir par les seuls mouvemens spontanés de la Nature, que ces maladies déterminent, soit par les impressions directes de leurs causes, soit par les accidens qu'elles occasionnent.

Mais on ne peut prouver par les faits, que ces mouvemens spontanés et salutaires soient dépendans d'une *volonté* prévoyante, que les Animistes attribuent au Principe Vital du malade. Il paraît seulement que ces mouvemens sont alors *nécessairement* dirigés vers la guérison; comme ils le sont le plus souvent vers la destruction, dans les maladies de mauvais caractère ; par les Lois primordiales du Corps Humain vivant, qu'a fixées la Cause Universelle. C'est ce qu'Hippocrate a pensé, quand il a dit; que la Nature opère sans intelligence, ou sans dessein, lorsqu'elle guérit les maladies.

Lorsque les maladies sont graves et compliquées, elles ne se guérissent que rarement d'elles-mêmes : et l'Art ne pouvant plus avoir assez de confiance aux mouvemens spontanés de la Nature, qui sont irréguliers, ou trop faibles et avortés, doit lui imprimer des mouvemens qu'il gouverne par des moyens et suivant des règles qui lui sont propres. Il doit alors renoncer aux Méthodes Naturelles de Traitement ; et recourir à d'autres Méthodes , qui sont ou Analytiques ou Empiriques (19).

Quand on sait observer les effets de ces Méthodes , qui aboutissent par différentes voies à la guérison d'une même espèce de maladie; on doit reconnaître que ces Méthodes ont des différences marquées dans le degré et dans l'espèce de leurs succès respectifs ; et que chacune d'elles est plus ou moins appropriée à divers cas de cette maladie.

Ainsi loin que ces Méthodes différentes ayent une égale réussite dans un même cas; comme le croit le vulgaire, qui en tire une objection contre la certitude de la Médecine ; cette certitude est confirmée par de nouvelles preuves , lorsque les effets de ces Méthodes sont suivis et discutés par des observateurs éclairés et de bonne foi.

Hippocrate , après avoir fixé les principes fondamentaux d'une Méthode de traitement d'une maladie , étendait ensuite très-avantageusement cette Méthode au traitement d'autres maladies qui avaient la même nature essentielle.

C'est par une semblable extension des Méthodes de traitement , qui est fondée sur des analogies exactes des maladies , que l'Art de guérir peut faire les progrès les plus solides.

Nous en avons un exemple frappant dans les extensions heureuses qu'on a faites de nos

jours à diverses maladies essentiellement périodiques ; de la Méthode de Torti, qui a enseigné
le premier à traiter les fièvres intermittentes
pernicieuses, par le quinquina donné à grandes
doses.

Nous ne sommes parvenus qu'après une
longue suite d'heureux succès, à rendre assez
commun en France, l'usage de cette Méthode.
Elle sera encore portée à un plus haut degré
de perfection, et plus souvent salutaire; lorsqu'on aura déterminé dans quel cas et comment, il faut y combiner l'usage de l'opium
avec celui du quinquina.

Une Méthode semblable employée dans d'autres maladies de nature périodique, est efficace
pour garantir un nombre infini d'hommes de
la mort, à laquelle ils succomberaient, si on
les traitait par les Méthodes ordinaires.

Des maladies de ce caractère sont, non-
seulement les fièvres continues pernicieuses
essentiellement rémittentes ; mais encore les
maladies périodiques qui ne sont point accom-
pagnées de fièvre, et dont les paroxysmes
peuvent être mortels (20) ; et les pleuro-
pneumonies qui dans leurs cours prennent un
caractère pernicieux essentiellement périodique (21).

Hippocrate ayant formé les Principes de la
Science Historique des maladies, et des remèdes,

par des résultats bien faits des observations;
et ayant créé les Méthodes de traitement des
maladies, d'après des comparaisons exactes
entre leurs guérisons opérées par la Nature ou
l'Art; ne pouvait qu'avoir les idées les plus
justes sur les degrés de certitude des dogmes
de la Science Médicale, et des applications de
ces dogmes à la Pratique de la Médecine.

Il a dit avec raison (22); que les détracteurs
de la Médecine ne l'ont calomniée, que parce
qu'ils ne la connaissaient pas (23).

Les dogmes de la Science de la Médecine
étant une fois bien établis, peuvent être regardés comme constans par rapport à l'état actuel
de la Science, quoiqu'ils soient toujours sus-
ceptibles de recevoir des modifications par de
nouvelles observations médicinales que le temps
pourra amener.

Ils ont le même degré de certitude qu'ont
les dogmes qui sont semblablement établis sur
les observations connues, dans toutes les Sciences
de faits (24) : quoiqu'on puisse y découvrir
dans la suite de nouveaux faits qui modifient
les conséquences tirées de ceux qu'on y avait
observés précédemment.

On ne peut entendre que conformément à
cette manière de voir la certitude des dogmes
de la Science Médicale ; ce qu'a dit Hippocrate (25) : « la Médecine me paraît être déjà

« inventée toute entière par rapport aux objets
« qu'elle enseigne à connaître ; et être solide-
« ment appuyée quant à ses dogmes les plus
« importans. »

Les applications des dogmes de la Science à
la Pratique de la Médecine, si elles sont bien
raisonnées, ont différens degrés de certitude ;
mais ne peuvent en avoir autant que ces dogmes
qui sont convenablement appuyés sur les observations (26).

Chacune de ces applications se fonde sur
l'analogie de la maladie présente, avec d'autres maladies dont on connaît les traitemens
les plus efficaces. Cette application est par conséquent sûre et suivie d'un heureux succès, à
proportion de ce que l'analogie qu'elle suppose
est plus approchante du vrai et plus parfaite.

On voit les succès se multiplier dans la pratique de la Médecine, et la mortalité causée
par les maladies aller en diminuant ; à mesure
que les hommes qui exercent l'Art de guérir
deviennent généralement plus instruits des dogmes de la Science Médicale, et plus habiles
à en faire de justes applications. C'est ce qui
est arrivé dans la Suède ; comme l'ont démontré
les observations des Médecins de Stockholm,
et les calculs de M. Wargentin.

L'utilité de la Médecine est toujours rendue
plus manifeste, lorsque l'enseignement de cette

Science est plus simplifié, en conservant néan-
moins toute l'étendue nécessaire.

Alors les esprits médiocres sont mis à portée
de faire dans la pratique de la Médecine plusieurs des opérations, qui lorsque l'instruction
était plus imparfaite, étaient exclusivement
réservées à un petit nombre d'hommes.

Sans doute pour atteindre un haut degré de
perfection dans l'exercice de son Art, un Médecin doit joindre un jugement sain et fort, à
une imagination vive et pénétrante, qui saisisse
des phénomènes peu sensibles, et des occasions
fugitives, comme des sens exquis se pénètrent
des plus légères impressions de leurs objets. Il
doit avoir encore cette sorte de mémoire, qui
retient les rapports des choses bien plus que
les suites des mots ; et qui est sans doute cette
réminiscence qu'Aristote dit être propre aux
hommes de grand entendement (27).

Mais quel que soit le degré auquel l'homme
qui se destine à l'Art de guérir, peut être
doué de ces dons de la Nature ; il est d'une
grande importance, qu'il soit formé de bonne
heure par des Maîtres habiles, à distinguer
sous les formes sensibles des maladies, les
rapports de leurs affections élémentaires ; et
à se diriger d'après la détermination de leur
nature essentielle, pour faire de justes applications de la Science Médicinale.

Tel est le grand avantage des Cours de Médecine Clinique , qui ont été organisés dans les Écoles des Pays Étrangers, et enfin dans la nôtre. C'était en vain que dans l'ancien ordre des choses, nous avions sollicité un établissement aussi utile. On doit reconnaître aujourd'hui qu'il donne à plusieurs de nos élèves , une habileté précoce ; dont ils doivent rendre hommage au zèle et aux talens supérieurs des Professeurs de ces Cours.

Les Médecins dont les connaissances sont très-limitées par l'imperfection de leurs études, mais qui ont une sagacité particulière pour les opérations de Médecine-Pratique ; peuvent sans doute faire souvent des applications bien combinées de ceux des dogmes de la Science Médicale qu'ils peuvent connaître.

Ces Praticiens font alors implicitement un calcul, qui produit des déterminations heureuses. Mais ils ne peuvent répéter avec succès un semblable calcul, que dans un nombre de cas très-borné ; parce qu'ils ignorent la juste étendue des principes dont ils partent , et leurs rapports avec d'autres principes qui leur sont inconnus.

C'est ainsi que dans un jeu où les succès résultent, et du hasard, et de l'habileté relative des joueurs ; s'il en est deux également sagaces et exercés , dont un seul possède les calculs de toutes les chances du jeu ; celui-ci a sur l'autre une très-grande supériorité.

Hippocrate a dit (28), que la Fortune étend son pouvoir sur le succès des opérations du Médecin, comme sur toutes les choses humaines. C'est dans un sens qui ne peut être entièrement déterminé, qu'on doit admettre ce pouvoir de la Fortune ou du Hasard.

La Fortune n'est qu'un mot : et de ce mot les Hommes ont fait une Puissance surnaturelle, à laquelle ils attribuent chaque évènement qui est produit par une complication de plusieurs causes cachées ou imparfaitement connues.

Mais Hippocrate a très-bien répondu à ceux qui disaient, que c'est à la Fortune, et non aux secours de la Médecine, que les malades doivent leur salut : que le plus généralement, le malheur est attaché aux traitemens vicieux des maladies, et le bonheur à leurs traitemens réguliers (29).

Hippocrate devait être d'autant plus persuadé de la certitude de la Science de la Médecine, qu'en la créant, il fut le premier (comme a dit Celse) qui la sépara de la Philosophie.

Il affranchit la médecine de l'empire qu'avaient usurpé sur elle les Philosophes de son temps, qui prétendant posséder une parfaite connaissance de la Nature, voulaient à ce titre donner à la Médecine des lois, qu'elle ne peut rece-

voir que des expériences qui lui sont particulières.

La simple exposition des dogmes de la Science
Médicale , manifeste qu'elle n'appartient à
aucune des Sciences que l'on comprend sous
le nom de Philosophiques ; comme sont les
Sciences Mathématiques et Physiques.

Les mouvemens qui sont les derniers effets
du jeu des organes du corps vivant, peuvent
être soumis aux lois de la Mécanique ; et les
humeurs qui sont enfin formées par les diverses
digestions et sécrétions , peuvent être analysées
par la Chimie.

Mais les affections du Principe Vital qui
produisent et renouvellent dans un ordre cons-
tant les fonctions nécessaires à la vie ; ainsi
que les lésions de ce Principe , qui constituent
l'essence des maladies ; sont par rapport à nous ,
absolument différentes des causes productives
des mouvemens qui ont lieu dans la Nature
morte ; comme sont ceux que règlent les lois
de la Mécanique , ou qui sont déterminés par
les opérations de la Chimie.

Depuis Hippocrate jusqu'à nos jours , on a
voulu presque toujours introduire dans la Science
de la Médecine , des Sciences étrangères. Ces
alliages de principes hétérogènes ont fait le
vice radical des principales Théories , qui ont
eu cours dans les divers âges de la Médecine ;

et dont plusieurs s'y sont renouvelées plus
d'une fois, sans doute par une suite de cette
fatalité qui assujettit les opinions des hommes
à des révolutions périodiques.

Mais dans le moment présent, les esprits
sont généralement disposés à voir d'une manière
plus saine, la Science de la Médecine Pratique;
et à l'étudier en elle-même, d'après les seuls
faits qui lui sont propres (30).

C'est à nous de suivre cette marche rai-
sonnée et salutaire de l'esprit humain ; dans
laquelle nous nous joindrons à tous les bons
Médecins Observateurs de notre temps, soit
en France, soit chez les Étrangers.

La Physique générale et la Chimie peuvent
faire naître quelques idées heureuses pour le
traitement de quelques maladies ; et elles ont
été principalement utiles en faisant connaître
plusieurs remèdes précieux. Mais la Science de
la Médecine-Pratique , sans négliger aucun des
moyens subsidiaires qu'elle peut devoir à ces
Sciences qui lui sont accessoires , existe par
elle-même, et reste indépendante dans toutes
ses parties essentielles (31).

En fixant les limites de la Science de la
Médecine, Hippocrate réunissait d'ailleurs aux
lumières qu'on pouvait avoir dans son siècle,
les plus grandes vues sur plusieurs des Sciences
Philosophiques ; sur celle de la Nature de

l'Homme , sur la vraie Métaphysique et sur les fondemens de la Politique et de la Morale.

Hippocrate a dit , ou l'on a dit d'après lui (32) ; qu'on ne peut connaître quelque chose d'évident sur la Nature de l'homme , qu'autant qu'on a embrassé toutes les connaissances Médicinales ; et qu'autant qu'on est instruit de tous les effets connus par l'expérience , que produisent chez les divers hommes , les alimens et les boissons ; ainsi que les différences de la conformation des organes , et des qualités des humeurs dominantes.

Il paraît que les observations Médicinales sont des bases nécessaires , non-seulement de la Science du Corps Humain vivant; mais encore de celle de l'Ame Humaine , dont la connaissance est l'objet primitif de la vraie Métaphysique (33).

Hippocrate ne croyait pas que toutes les facultés de l'Intelligence de l'homme puissent être réduites à la sensation développée (comme l'ont imaginé plusieurs Métaphysiciens modernes , qui ont admis sans aucunes preuves cette identité radicale) ; mais il distinguait avec beaucoup plus de probabilité, dans l'Ame, deux Puissances ; celle d'apercevoir par les sens , et celle de juger les objets qu'ils lui présentent (34).

Il a eu sur la nature de la Divinité , l'opinion la plus vraisemblable que l'homme livré à ses seules lumières, ait pu s'en former dans tous les temps. Il paraît avoir pensé, ainsi que le très-grand nombre des Anciens Philo-sophes ; que Dieu est dans l'Univers, ce que l'Ame est dans l'Homme.

D'ailleurs Hippocrate rendait aux Dieux, et recommandait de leur rendre le culte que la sagesse des Législateurs de la Grèce leur avait démontré être nécessaire à la durée et au bonheur des grandes Sociétés.

Il était infiniment éloigné des vaines opinions de ceux qui ont pensé que les mœurs d'un Peuple corrompu peuvent être abandonnées aux progrès naturels de leur dégénération, ce qui saperait le fondement de toutes les Lois; ou qu'elles peuvent être conservées telles qu'il convient au soutien de l'État ; sans le se-cours d'une Religion, qui entraîne la masse de ce Peuple, et qui lui fasse respecter les principes de la Morale qu'on ne peut lui dé-montrer.

Comment résistera - t - on à la violence des intérêts particuliers, que l'organisation même de la société produit et multiplie sans cesse, et qui sont essentiellement destructeurs de l'ordre dans la Société, si on n'invoque une Religion, qui tous les jours transporte l'homme dans un autre Monde, entièrement différent de celui où toutes ses affections concentrées le retiennent dans un trouble perpétuel.

Mais pour que l'homme se livre à cette espèce d'enchantement, il faut une Religion qui subjugue à la fois toutes les puissances de son Ame; en y réveillant des dispositions naturelles, qu'une fausse et dangereuse Philosophie s'efforce continuellement de détruire.

Cependant Hippocrate a reconnu qu'il fallait donner des bornes à cet empire si respectable de la Religion; et c'est dans cette vue qu'il s'est élevé avec force contre certaines opinions superstitieuses qui régnaient de son temps.

Il a dit que toutes les maladies étant également les effets de la Puissance Divine; le Peuple s'abusait, lorsqu'il attribuait à une influence plus spéciale des Dieux, certaines maladies dont les phénomènes l'étonnaient davantage. Telles étaient l'épilepsie, les convulsions hystériques, et l'impuissance singulière où tombaient plusieurs des Scythes; dans lesquels ce peuple respectait les traces de la colère des Dieux, qu'il croyait les avoir frappés de cette impuissance.

Hippocrate a montré les plus profondes connaissances sur les bases de la Morale et de la Politique; dans son Livre des Airs, des Eaux, et des Lieux. Il y a établi le premier, ce principe si fécond, de l'influence qu'ont les Climats sur les Mœurs et les Gouvernemens. Bodin et Montesquieu ont sans doute trop généralisé ce Principe ; mais cependant ils lui ont donné des développemens très-étendus et très-importans.

Mais ce qui fait le plus d'honneur au génie d'Hippocrate , c'est d'avoir créé la Science de la Médecine-Pratique (35).

Il n'est point de Science qui soit plus digne d'occuper les hommes d'un esprit élevé. En effet elle renferme tous les élémens d'un calcul de Probabilités , qui ne peut être porté à sa perfection dans une infinité de cas difficiles, que par les plus grands efforts de l'esprit.

Dans chacun de ces cas, c'est par des combinaisons , souvent neuves , et toujours profondément raisonnées , qu'on doit s'assurer presque toutes les Chances pour un heureux succès: en liant des approximations aussi avancées qu'il est possible , sur la nature de la maladie , qui n'est pas entièrement connue ; avec d'autres approximations semblables , sur l'emploi qu'on peut faire dans cette maladie, de remèdes dont les vertus ne sont pas rigoureusement déterminées (36).

Les approximations que ce calcul donne dans des cas difficiles , lorsqu'elles sont aussi parfaites qu'il est possible , ont une ressemblance singulière avec celles que se propose la Géométrie transcendante ; en ce qu'elles dépendent de même de l'estime des choses qu'on peut négliger, et de celles qui doivent entrer dans le calcul.

Le talent naturel qui fait exécuter ce calcul rapidement, se perfectionne par l'habitude de voir et de traiter des maladies ; et se change en une sorte de divination comme par instinct, qui est propre au grand Médecin (37).

S'il est une situation où l'on puisse dire qu'un homme est un Dieu pour un autre homme : c'est celle où peut se trouver un Médecin habile, lorsqu'il est assuré par un nombre de Probabilités immensement plus grand, qu'en suivant telle Méthode peu connue, il guérira un malade, qui périrait s'il était traité par telle autre Méthode dont l'usage est vulgaire dans le même cas.

C'est alors qu'on voit s'élever au-dessus de toutes les autres Sciences, celle de la Médecine-Pratique ; qui est également satisfaisante pour l'esprit et pour le cœur.

L'Auteur de cette Science a pu quelquefois être regardé comme le premier des Hommes de génie qui ayent jamais existé. En effet Galien nous assure (38) que Platon avait une plus grande admiration pour Hippocrate, que pour aucun des hommes illustres qui l'avaient précédé.

Mais c'est une prétention vaine, que celle

de vouloir fixer les rangs entre les hommes
de génie du premier ordre , quelques différens
que soient les genres de leurs Ouvrages; et de
vouloir mettre l'un de ces grands hommes à
la tête de tous les autres (39).

Après avoir reconnu qu'Hippocrate a mérité
une place distinguée entre tous ceux dont le
génie a fait honneur à l'homme : il ne nous
reste qu'à considérer l'élévation de son Ame ,
qui semble l'avoir mis encore au - dessus des
hommes de cette Classe , qui ont été les Bien-
faiteurs du Genre Humain.

Galien lui a rendu ce témoignage (40) , qu'il
était passionné pour la vérité; et non pour la
gloire et les honneurs. Ainsi quoique l'ambition
de la gloire soit la plus noble de toutes ,
Hippocrate soumettait cette ambition même à
sa Philosophie.

Il était persuadé intimement de cette grande
vérité, qu'a depuis si bien présentée le Divin
Marc-Aurèle (41) : que dans la vie humaine,
tout est momentané , muable, obscur, et incertain; que même la réputation après la mort se
confond avec l'oubli; et que la Philosophie est
le seul guide qui doive diriger l'homme dans ce
cours perpétuellement inconstant des choses
humaines.

Quels sont donc les principaux caractères de
la vraie Philosophie , dont Hippocrate était

pénétré ? Rechercher la vérité , pratiquer la bienfaisance, et n'estimer les biens de la Fortune et de la Gloire, qu'autant qu'ils peuvent servir à ces fins généreuses.

Nous apprenons de Platon. (42), qu'Hippocrate recevait des indemnités de ceux à qui il enseignait la Médecine ; et il en recevait aussi de ses malades.

Il devait penser contre l'opinion du stupide vulgaire ; qu'aucun homme ne s'abaisse, lorsqu'il reçoit en détail ce qui lui est dû pour des services honorables qu'il rend à la société ; et que les travaux d'un Médecin digne de l'être, lui donnent un droit semblable à celui que peut avoir tout autre homme, placé même dans les rangs de l'État les plus distingués, et à des récompenses pécuniaires, et à la considération personnelle.

Mais en même temps Hippocrate cessait de faire aucun cas des richesses, lorsqu'elles pouvaient lui coûter son indépendance. Il refusait les trésors dont voulait le combler Artaxerce , plutôt que de se résoudre à vivre dans la Cour de ce Monarque.

Il préjugeait ce qu'ont senti profondément ceux qui ont été appelés à faire la Médecine auprès des Grands; combien il est pénible d'avoir souvent à défendre contre des prétentions qui font exiger une très-grande complaisance, la fermeté que se doit un homme qui a la conscience de ses lumières et de ses intentions libérales.

Il sentait qu'un tel homme doit moins que tout autre, souffrir aucune sorte d'asservissement ; d'autant que, comme l'a dit admirablement Homère , le jour où un homme est réduit en servitude, il perd la moitié de son Ame.

Hippocrate n'était pas moins grand , par l'estime médiocre qu'il faisait de la gloire.

On doit modérer extrêmement la valeur de cette espèce de gloire, à laquelle un Médecin peut parvenir; si l'on considère qu'ayant d'ailleurs par sa nature, peu d'éclat dans le monde (43); elle tombe souvent en partage au charlatan et à l'ignorant, aussi-bien qu'à l'homme le plus habile dans l'Art de guérir.

Le grand caractère d'Hippocrate a d'autant plus de droits à notre vénération , qu'il relevait en lui la pratique de toutes les vertus.

On voit par le serment qu'il faisait prêter à tous ceux qu'il admettait à recevoir ses leçons ; qu'il regardait le Médecin comme étant étroitement obligé à tous les devoirs de la reconnaissance pour ses Maîtres , de l'humanité , de la probité , de la pureté des mœurs auprès de ses malades; et d'une discrétion qui lui fît taire tout ce qui devait rester secret , lors même qu'on ne l'avait pas confié à sa foi.

Mais Hippocrate toujours soumis aux obligations qu'imposent ces vertus premières, devait s'élever encore davantage, par un effet du peu d'estime qu'il faisait de la célébrité et des richesses. Ce sentiment ne pouvait que produire en lui une autre vertu courageuse et d'un ordre supérieur; qui est méconnue du peuple de toutes les classes, et qui honore d'autant plus le Médecin qui la possède.

Il est souvent appelé dans l'exercice de ses fonctions, à pratiquer cette vertu rare, qui lui fait voir avec la même indifférence la censure ou les applaudissemens de la multitude, qui n'est pas faite pour le juger. Lorsqu'il est assuré autant qu'il peut l'être, des motifs qu'il a de choisir une Méthode de traitement éloignée des opinions reçues par le peuple; il ne balance pas à la suivre, quoiqu'il compromette sa réputation et sa fortune; plutôt que d'adopter une autre Méthode, qui ayant l'approbation générale, pourrait être dangereuse ou moins sûre.

Citoyens, je suis aujourd'hui votre organe dans cet Acte d'une sorte de culte que nous rendons à la mémoire d'Hippocrate; et qui ne doit point être regardé comme inutile, quoique l'ombre d'Hippocrate ne plane point dans cette enceinte pour en recevoir l'hommage. Il peut servir à nous rendre présens les grands exemples qu'il nous a donnés; et à leur assurer de plus longues traces dans nos souvenirs.

Les circonstances actuelles sont sans doute favorables pour nous exciter aux travaux, dans lesquels nous devons nous conformer à ce grand modèle. Un mouvement de zèle et d'émulation se manifeste aujourd'hui dans notre Patrie, chez tous ceux qui se vouent à l'exercice de notre Art.

C'est à vous, Jeunes Élèves, que je vois pleins d'ardeur et de talent, à partager cette impulsion générale que vous devez propager un jour; en vous livrant à toutes les études néces-saires dans notre science, et dans celles qui lui sont subordonnées. Vos succès seront de nouveaux titres d'honneur pour notre École, qui vous aura formés pour être pendant long-temps les sauveurs de vos Concitoyens.

Vous ne pouvez entrer dans cette carrière sous des auspices plus heureux, que sous ceux de vos Maîtres, mes honorés Collègues; dont vous recevez les instructions les plus variées et les plus savantes, dans tous les genres de connaissances que vous devez acquérir.

Il m'est doux d'avoir à leur offrir cette expres-sion trop faible du sentiment d'estime profonde, par lequel je réponds à celle dont ils m'hono-rent; et auquel se joint celui de ma recon-naissance pour les bontés qu'ils me témoignent après une longue séparation.

C'est ici que les Maîtres et les Élèves dans

l'Art de guérir sont réunis par un vœu commun ; celui de concourir de tous leurs efforts à ce que cet Art sublime aille en se perfectionnant, et qu'il assure de plus en plus aux hommes les biens inestimables de la santé et de la vie.

Ce vœu doit nous occuper sans cesse: mais dans ce moment où nous le renouvelons devant l'image révérée du Fondateur de la Médecine, il semble prendre une nouvelle force, et recevoir une espèce de sanction religieuse.

Puisse le souvenir de notre grand Législateur nous rappeler dans tous les temps: que les hommes qui se montrent les plus dignes de l'estime des Sages, sont ceux pour qui la connaissance de la vérité, et le sentiment de la vertu, sont les premiers besoins de l'Ame ; qui exercent constamment leur bienfaisance envers leurs semblables, sans se laisser jamais atteindre par la contagion des opinions populaires, et qui réduisent à leur valeur réelle, tous les objets que s'exagèrent les passions ambitieuses de gloire ou de fortune.

NOTES

SUR LE DISCOURS PRÉCÉDENT.

———————————

(1) Nous avons supprimé les détails de la fête qui eut lieu le 23 juin 1801 , pour l'inauguration du buste d'Hippocrate, et l'éloge *obligé* de ceux qui gouvernaient la France à cette époque.

(2) C'est vraisemblablement d'après l'opinion publique de son temps , que Virgile a placé ces Inventeurs dans les Champs Élysées ; comme étant des hommes sacrés , et des Prêtres de la Divinité :

> *Inventas. . . . . qui vitam excoluere per artes*
> *Quique sui memores alios fecere merendo :*
> Æneïd. L. VI. v. 663-4. (V. Heyne sur cet endroit.)

(3) On peut voir sur ces Écoles , Galien *(Meth. Medendi , Lib. I. C. I.)*

Plusieurs Philosophes qui vivaient avant Hippocrate , ou de son temps ; comme Empédocle , Épicharme , Démocrite et d'autres, avaient écrit sur la Médecine : et leurs ouvrages étaient déjà nombreux ; comme l'a remarqué Schulze d'après Xénophon *(Histor. Medicinæ, p. 209.)*

(4) *L. de offic. Medici. III.* 17.

(5) C'est ainsi que dans les bons livres de Mathématiques (comme dans l'Arithmétique Universelle de Newton), le choix des exemples qui y sont

proposés est si bien fait, qu'il donne à l'esprit l'habitude de l'adresse et de l'élégance avec lesquelles on doit résoudre des Problêmes semblables.

(6) Entre les signes dont la combinaison doit fonder le pronostic, Hippocrate a exposé avec détail ceux que donne un examen attentif des excrémens et des urines.

Cet examen a été souvent un sujet de plaisanterie. Mais ce n'est qu'aux yeux des bouffons, ou des hommes sans jugement, qu'il peut déprécier le Médecin; qui d'ailleurs serait véritablement dégradé, s'il se prêtait à prolonger ou à répéter ce genre d'observations sans nécessité, et par des vues serviles et charlatanesques.

N'est-il pas inévitable dans les travaux de l'Anatomie, que les sens soient affectés d'une infinité de choses qui leur sont désagréables : et quelque dégoûtante que soit cette occupation, a-t-elle jamais avili l'homme qui se livre à l'étude de la Science Anatomique ?

(7) Dans ses *Aphorismes*, *Sect. III* ; dans ses *Épidémiques*, *L. I*; et dans le Traité *des Airs, des Eaux, et des Lieux*, *Ch. XXV--XXIX.*

(8) C'est ce qu'a fait par exemple M. Raymond, dans son Mémoire sur les Épidémies (*Mém. de la Soc. R. de Méd. pour les années* 1781, 1782, *p.* 72-73.)

(9) Stoll pense que Sydenham n'est véritablement grand, qu'en ce qu'il a établi par ses observations l'existence de ces fièvres *stationnaires*: et il assure que ses propres observations lui en ont confirmé

pleinement la réalité. Voyez le Commentaire de
Stoll (publié par Eyerel) sur ses Aphorismes *de*
Febribus , Tom. I. p. 78.

Cependant on ne trouve dans les Ouvrages de
Stoll, aucune observation qui soit démonstrative
de l'existence de ces fièvres stationnaires.

(10) On voit qu'il importe dans divers cas de
fièvres aiguës, dont la nature essentielle est imparfaitement développée , ou ne peut être éclaircie
par des réponses du malade ; de diriger le traitement
jusqu'à un certain point, d'après le caractère commun qu'ont les maladies de divers genres qui
existent alors dans le même lieu (sans doute par
l'influence combinée des constitutions de l'air ac-
tuelle et précédentes, et des autres causes générales.)

Ainsi Selle , Stoll, et Vogel le fils, ont vu des
fièvres aiguës , dans lesquelles il ne paraissait d'abord
aucun signe d'amas de bile dans l'estomac ; où
cependant un émétique faisait rendre une grande
quantité de bourbe bilieuse ; ce qui amenait la
guérison de la maladie : et ils observent que ce
remède salutaire était indiqué , parce qu'il régnait
alors une épidémie de fièvres bilieuses.

(11) Le grand mérite de Sydenham a été d'avoir
bien observé , et décrit mieux que les Médecins
ses Contemporains, certains genres de maladies ,
comme la petite vérole , et la goutte. Mais sa pratique a été beaucoup trop généralisée , et trop
défectueuse.

Freind a été fondé à dire (dans son premier
Commentaire *de Febribus* , sur les Épidémiques

d'Hippocrate) que Sydenham a mal à propos dis=
tingué en plusieurs espèces diverses , des fièvres
épidémiques , qui différaient plutôt par le degré
que par le genre ; et qu'il a traitées d'une manière
semblable , quoiqu'il ait prétendu le contraire.

Il est à présent reconnu que la Méthode par
laquelle Sydenham traitait toutes les fièvres aiguës
(Méthode qui a été généralement adoptée par
Boërhaave) , quelque utile qu'elle soit dans les
fièvres inflammatoires ; est insuffisante , ou même
nuisible dans le traitement d'une infinité d'autres
fièvres de mauvais caractère.

On ne peut dire que Baillou soit inférieur à
Sydenham pour la sagacité d'observation ; avec
laquelle d'ailleurs il a embrassé un beaucoup plus
grand nombre d'objets importans de Médecine=
Pratique.

Baillou l'emporte totalement, quant à l'érudition
nécessaire en Médecine , sur Sydenham ; qui n'a
tiré aucunes lumières de l'Anatomie-Pratique ; et
que son défaut de lecture a privé des secours qu'il
eût reçu des Médecins Hippocratiques, et des bons
Observateurs qui l'avaient précédé.

(12) *Lib. de Victu Acutorum, Cap. I et II.*

(13) Prosper Martianus a fait cette remarque
(*ad Lib. 2. de Morb. Sect. 2. vers.* 219.). Il y dit
aussi que cela est surtout manifeste en ce qu'Hip=
pocrate établit trois sortes distinctes de pleurésies,
à raison de la diversité des traitemens qu'il faut
y suivre.

(14) C'est ainsi par exemple , que dans le Genre

de la pleuro-pneumonie existant seule, et indépen-
damment de toute complication majeure ; on a
distingué des espèces différentes, relativement aux
divers siéges qu'elle peut occuper, comme le médias-
tin, le péricarde, la plèvre, la membrane qui revêt
le poumon, et les derniers rameaux des bronches ;
et relativement aux causes sensibles qui l'ont produite, comme une contusion grave de la poitrine,
la suppression d'une hémorrhagie, etc.

Mais les espèces de ce Genre qu'il importe
surtout de distinguer, sont celles qui diffèrent par
leur nature essentielle ; et qui exigent par conséquent des traitemens différens.

Entre ces dernières espèces de pleuro-pneumonie,
sont celles où le catarrhe, ou bien le spasme dou-
loureux dominent dans l'inflammation ; celle où
dans tout son cours, le mode inflammatoire fixé
est l'affection principale ; celle qui prend bientôt
un caractère de rémittence ; et celle qui avec un
court période de vraie inflammation, tend rapidement à la corruption gangreneuse.

Je ne considère ici que les espèces qui appartiennent à un seul Genre de maladie ; et non celles
qui peuvent être formées par la complication de
deux Genres différens. Celles-ci sont en nombre
indéfini ; et cependant il n'est pas inutile de noter
celles qui sont produites le plus souvent.

J'observe seulement que les Nosologistes qui
ont donné des Tables d'espèces de maladies, auraient
dû voir qu'il fallait rapporter ces espèces compliquées à l'un et à l'autre des deux Genres com-

posans ; d'autant que c'est tantôt l'un, et tantôt l'autre Genre , qui doit donner l'indication dominante pour le traitement. Cela peut être rendu sensible par l'exemple de la pleuro-pneumonie arthritique.

(15) *In Prorrhet. Lib. III.* 69.

(16) *Meth. Med. L. V.* 10. *et L. VII.* 2.

(17) Ces principes ont dû sans doute empêcher Hippocrate d'employer indistinctement dans tous les cas d'ophthalmie , la saignée , la purgation, les bains , et les fomentations locales ; quoiqu'il ait indiqué à la fois tous ces remèdes comme étant bons pour l'ophthalmie , dans un seul et même Aphorisme. Galien (*Lib. de simplici. Medicam. facult. ubi de Abrotano*) reproche là-dessus à Hippocrate , de n'y avoir point distingué quelles sont les espèces de douleurs des yeux , auxquelles nuit ou convient tel ou tel de ces remèdes.

D'ailleurs il peut être d'autant plus utile de présenter à la fois divers remèdes convenables à un même genre de maladie ; qu'on ne doit point assurer qu'un seul de ces remèdes suffira dans tel des cas de cette maladie. C'est ce qu'Hippocrate a remarqué (dans ses *Præceptiones*, *init.*), d'après cette considération ; que toutes les maladies qui ont quelque durée , font leur cours avec beaucoup de changemens et de circonstances diverses.

Ce texte d'Hippocrate n'a point été bien traduit: et Zwinger a cru mal à propos (*Hippocratis Commentarii Tabulis illustrati, p.* 103.) qu'il ne devait s'entendre que des maladies chroniques.

(18) Ainsi il a mal établi comme une règle universelle, que dans la pleurésie, il faut saigner du bras du côté de la douleur.

Il a aussi cru sans fondement, que les mêmes règles qu'il avait suivies dans les maladies fluxionnaires, pour le choix des saignées ; devaient y avoir lieu pour le choix et l'ordre des diverses évacuations d'humeurs particulières : tandis que ces évacuations doivent y être ordonnées d'après des considérations relatives à la nature de chaque espèce essentielle de ces maladies.

Voyez mes Mémoires sur le traitement des fluxions, *dans le Second Tome des Mémoires de la Société Médicale de Paris.*

(19) Je ne puis que rappeler ici ce que j'ai exposé ailleurs (dans la Préface de ma *Nova Doctrina de Functionibus Naturæ Humanæ*, publiée en 1774 ; et dans tous mes Cours de Médecine-Pratique) sur ces deux autres classes générales des Méthodes de traitement, qu'il faut joindre à la classe des Méthodes Naturelles.

Les Méthodes Analytiques sont celles où, après avoir décomposé une maladie en ses élémens, ou successifs, ou perpétuels ; on travaille à détruire celui de ces élémens qui domine actuellement, pour que la Nature opère plus aisément la solution du reste de la maladie.

Dans les Méthodes Empiriques on s'attache à changer la forme entière de la maladie, par des moyens que fournit le raisonnement fondé sur l'expérience dans des cas analogues.

(20) Medicus a écrit sur ces maladies un Ouvrage qui est resté incomplet.

(21) On ne doit point attribuer aussi générale-ment que l'a fait Strack, une nature périodique, à toutes les inflammations de poitrine dont la ter-minaison peut être funeste.

(22) Ou du moins l'auteur du livre Hippocratique *De Arte, Cap. I.*

(23) C'est le défaut total des lumières néces-saires sur ce qui constitue essentiellement la Science Médicale , qui a fait méconnaître l'utilité de cette Science à plusieurs Hommes Célèbres , tels que Pline, Montaigne , Rousseau , Condorcet , etc.

On ne doit point comprendre dans cette liste, Molière ; dont les plaisanteries ont justement tourné en ridicule le jargon scientifique de certains Médecins.

(24) D'ailleurs cette certitude ne peut être com-battue par l'ignorance où nous sommes des causes premières des phénomènes que présente l'obser-vation en Médecine. La même ignorance est com-mune à toutes les sciences Physiques; et elle ne peut en affaiblir la certitude.

Ainsi on ne peut dire , par exemple, que les dogmes de la nouvelle Chimie manquent de solidité; par cette raison qu'il est certain que personne ne connaît la nature du Calorique, ni par conséquent la manière dont il dissout ou suspend les fluides aëriformes ou gaz etc.

(25) Ou l'Auteur du livre Hippocratique *De Loc. in Hom. Cap. LVIII.*

(26) Il est essentiel de remarquer que chaque application des dogmes de la Science Médicale doit se rapporter à ces dogmes, par des inductions qui soient très-simples et très-prochaines.

Car, en général, plus on prolonge la chaîne des conséquences qu'on peut déduire successivement d'un principe dont on veut faire l'application; plus il est à craindre qu'on ne s'écarte de la vérité.

Chaque nouvelle conséquence introduit, ou fait comprendre dans le raisonnement, quelque probabilité qui n'est pas essentiellement inhérente à ce qui précède ; et ce raisonnement est rendu incertain, jusqu'à ce que l'expérience consultée de nouveau ait prononcé sur la validité de la dernière assertion.

(27) Cette espèce de mémoire me paraît être celle qui conserve des notions vaguement déterminées, des choses qu'on a sues ; mais qui ne les rappelle en détail et assez exactement, qu'à la suite d'un travail de réflexion et de discours sur d'autres choses analogues.

(28) Ou l'Auteur Hippocratique du Livre *De Arte, Cap. V.*

(29) D'ailleurs un Médecin habile doit toujours, dans le cours du traitement d'une maladie, compter avec la Fortune, et profiter des chances heureuses qu'elle peut lui donner pour assurer le succès de ce traitement.

C'est probablement ce qu'on a voulu faire entendre quand on a représenté Esculape qui semble consulter avec la Fortune (dans un Médaillon représenté *à la Pl. LXVIII du I.er Tome du Suppl. de l'Antiquité Exp.* de Montfaucon ; qui demande quelle vue on a eu dans ce dessein).

(3o) Cicéron a fort bien dit : *propriis et suis argumentis , et admonitionibus , tractanda quæque res est.*

(31) C'est sans fondement qu'on a aussi voulu faire regarder la Science de la Médecine , comme faisant partie de celle de l'Histoire Naturelle. Celle-ci décrit et classe sans doute tous les objets sensibles qui sont répandus sur la Terre; mais on ne peut comprendre dans l'Histoire Naturelle , que la description des derniers effets visibles ou physiques, que présentent les maladies et leurs remèdes.

(3a) *L. De Veteri Medicina, Cap. XXXVI et seq.*

(33) C'est ce que je prouverai en détail dans un Traité que je me propose de publier un jour.

(34) Voyez Galien, *in L. de off. Med. I. Cap.* 4.

(35) Galien (*Meth. Med. L. VII.* 2.) a dit qu'Hippocrate a donné les semences de tous les préceptes de l'Art de guérir; mais que ces germes doivent être répandus et cultivés par de bons esprits.

(36) Mercatus a fort bien dit , que tout traitement d'une maladie se fonde principalement sur une conjecture faite par Art; qu'il suffit que cette conjecture *approche* de la vérité exacte; et qu'il arrive trop souvent qu'elle s'en écarte beaucoup en excès ou en défaut.

(37) Il pourrait être singulièrement utile au Médecin de s'être exercé profondément dans l'Analyse des Chances et des Combinaisons; et de s'être par là habitué à estimer rapidement un grand

nombre de probabilités différentes que présentent
les phénomènes de certaines maladies , pour fixer
l'opinion la plus vraisemblable qui doit résulter du
concours de ces probabilités.

(38) *Meth. Med. L. I. Cap.* 2.

. (39) Telle est l'illusion que le délire de la vanité
nationale a produit chez Hume et d'autres Anglais ;
qui ont voulu croire et persuader que l'Angleterre
a produit dans la personne de Newton, le plus grand
et le plus rare Génie qui ait jamais existé pour
l'ornement et l'instruction de l'espèce humaine.

. Il suffirait d'opposer à un jugement aussi outré,
celui du célèbre de Moivre , qui étant un Analyste
de la première force, était aussi capable qu'aucun
autre homme d'apprécier Newton. De Moivre disait
un jour à l'oreille d'un de ses amis, qu'il eut mieux
aimé être Molière que Newton. *(Journal Britan-
nique de Maty , Tome* 18, *page* 43.)

Pour ne point parler des Modernes, tels que
Descartes et Leibnitz', qui peuvent disputer à
Newton la palme de l'invention Géométrique; qui
oserait affirmer que Newton a eu plus de génie
qu'Archimède ?

Je remarque à cette occasion, que le célèbre
Géomètre Anglais Barrow , qui a commencé les
ouvrages d'Archimède ; lui préférait Suarez, dont
il admirait le Traité *De Legibus* (Voyez le *Dic-
tionn. de Chauffepié, Art Barrow*; *page* 98. *not.
col.* 1.).

(40) *L. De Atrabile , Cap.* 7.

(41) Dans ses *Soliloques ; L. II. n.°* 17.

(42) *In Protagora.*

(43) C'est ce que Virgile a dit, dans ces vers qu'on a souvent cités, sur le Médecin Iapis; qui reçut d'Apollon la Science et l'Art de la Médecine, qu'il préféra aux autres dons que lui offrait ce Dieu; d'exceller dans la Science des Augures, ou dans les Arts de tirer de l'arc, et de jouer de la lyre :

Scire potestates herbarum, usumque medendi
Maluit, et mutas agitare inglorius artes.

(*Æneïd. L. XII. v.* 196-7.)

On n'a pu expliquer pourquoi Virgile a dit que l'Art de la Médecine était *muet*, et ne donnait point de *gloire*, comparable à celle qui suivait la perfection dans ces autres Arts.

La raison en est, que leurs effets pouvaient produire une admiration fortement exprimée, chez les hommes rassemblés dans les Conseils, dans les Armées, et dans les Jeux Publics : tandis que l'intérêt attaché aux plus grands succès du Médecin a dû être en général borné dans un cercle fort étroit; et que ses opérations cachées dans son intelligence, n'ont pu que très-rarement se manifester par des effets capables de frapper l'imagination ou les sens des hommes réunis en grandes masses.

F I N.

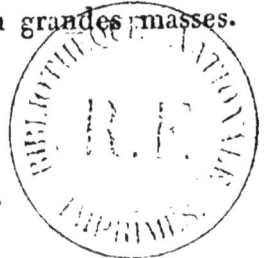

A MONTPELLIER,
Chez JEAN MARTEL aîné, Imprimeur de la Faculté de Médecine.

CATALOGUE

De Livres de fonds et d'Assortimens en nombre, qui se trouvent chez Auguste Seguin*, Libraire, Place Neuve, à Montpellier.*

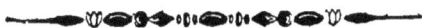

Les Oracles de Cos, par M. Aubry, Médecin ordinaire du Roi, nouvelle édition, revue, corrigée, considérablement augmentée, et suivie d'une introduction à la thérapeutique de Cos, dans laquelle on a principalement eu en vue le traitement des maladies aiguës; Montpellier 1810, un gros volume in-8.º de 694 pages, papier fort. (Cet Ouvrage est recommandé par les Professeurs de clinique.)

Histoire naturelle de l'hômme considéré dans l'état de maladie, ou la médecine rappelée à sa première simplicité, par Clerc, ancien Médecin des Armées du Roi, etc. ; nouv. édition, soigneusement corrigée; Montpellier 1810, 2 vol in-8.º

Essai sur les fièvres et sur les différentes espèces de fièvres qui dépendent de la constitution du sang, etc., par Huxham, traduit de l'anglais sur la 2.ᵉ édition, par Clutton, in-12. Paris (Montpellier) 1771, broché.

Essai de physiologie positive, appliquée spécialement à la médecine pratique, par Fodéré; Avignon, veuve Seguin, 3 vol. in-8.º, belle édit.

Mémoires sur le traitement méthodique des fluxions, par P. J. Barthez, suivi du discours sur le génie d'Hippocrate par le même, in-8.º, Montpellier 1805.

Collection d'observations cliniques, par Marc-Antoine Petit, ouvrage posthume, publié par

MM. Lusterbourg et Jobert, héritiers des manuscrits de l'auteur; in-8.º, Lyon 1815.

Médecin du peuple, ou traité complet des maladies dont le peuple est communément affecté, par Vitet, médecin professeur; Lyon 1804, 13 vol. in-12.

Observations sur les pertes de sang des femmes en couche et sur les moyens de les guérir, par M. le Roux, de Dijon, 2.ᵉ édit. Dijon 1810, in-8.º

Procès de Louis seize, Roi de France et de Navarre, suivi de son Testament; in - 8.º, Montpellier 1814.

De l'Émigration, suivi de la loi sur la remise des biens non vendus des Émigrés; in-8.º, broché, Montpellier 1814.

Vie de Saint Louis (Louis IX), Roi de France, suivie d'une notice sur l'Ordre royal et militaire de Saint Louis, et de l'instruction pour recevoir les Chevaliers de cet Ordre; Montpellier 1814, in-8.º broché.

Médecine domestique, de Buchan, 5 vol. in-8.º, Paris, brochés.

Anatomie philosophique, par Hauchecorne, 2 vol. 8.º brochés. Paris.

Anatomie (Cours d') médicale, par Portal, 5 vol. 8.º brochés. Paris.

Nosologie méthodique, par Sauvages, 10 vol. in-12 brochés.

Anatomie pathologique du corps humain, par Baillie, in-8.º, P. broché.

Cours de pathologie, par Hévin, 2 vol. 8.º br.

Principes de médecine de Lafaye, publiés par Mouton, 8.º Paris.

Dictionnaire de botanique, par Bulliard, in-8.º br.

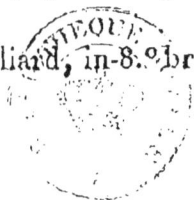

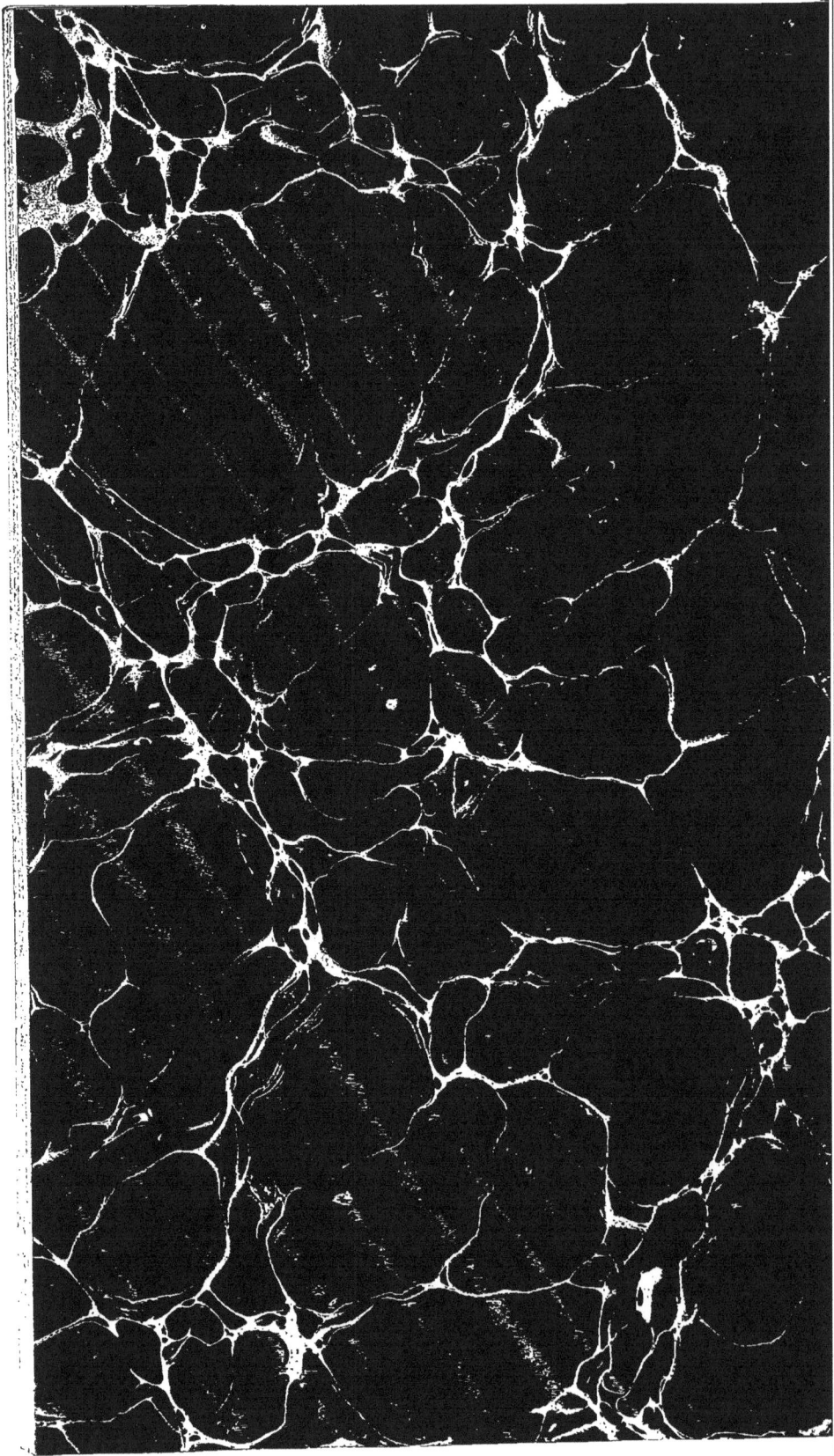

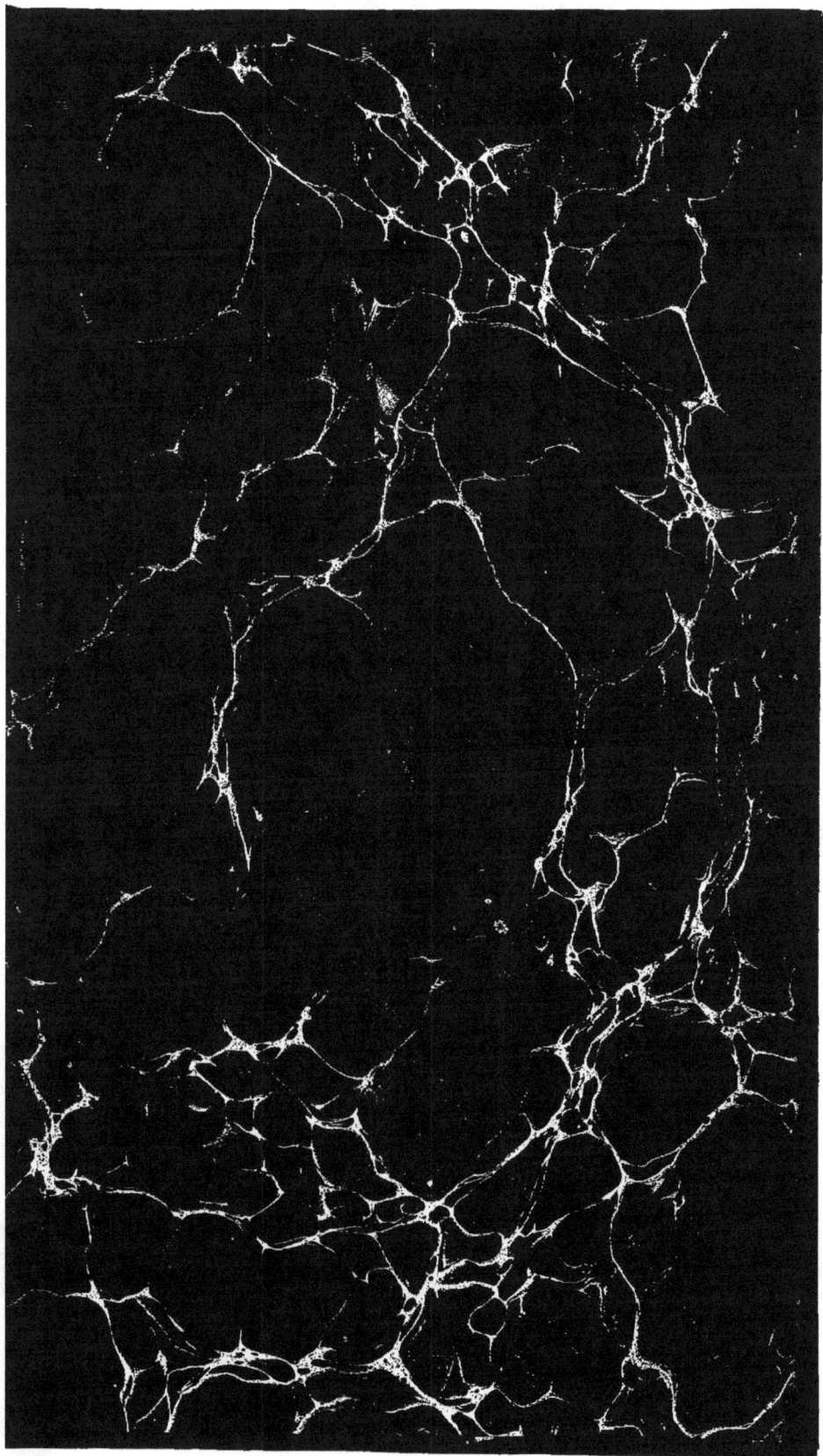